Jacquez

HISTOIRE DU CHOLÉRA,

DE SES CAUSES,

DES

MOYENS PROPRES A PRÉSERVER DE CETTE MALADIE,

du traitement de la Cholérine,

ET DES PREMIERS SECOURS A ADMINISTRER AUX PERSONNES ATTEINTES
DE CHOLÉRA CONFIRMÉ,

Par Pierre JACQUEZ,

Docteur en médecine de la Faculté de Paris, ancien chirurgien de marine militaire,
secrétaire du Conseil d'hygiène publique et de salubrité de l'arrondissement de Lure,
membre non-résidant de la Société d'agriculture, commerce, sciences et arts de la
Haute-Saône, membre correspondant de la Société de médecine de Gand, etc. etc.

MÉMOIRE

*lu à la Société d'agriculture de la Haute-Saône, dans ses séances
du 28 avril et du 26 mai 1849.*

PRIX : **60** CENT.

VESOUL, IMP. DE L. SUCHAUX.

—

DÉCEMBRE 1849.

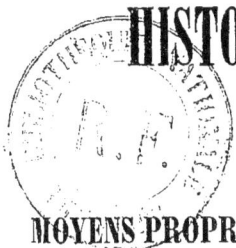

HISTOIRE DU CHOLÉRA,

DE SES CAUSES,

DES

MOYENS PROPRES A PRÉSERVER DE CETTE MALADIE,

Du traitement de la Cholérine,

ET DES PREMIERS SECOURS A ADMINISTRER AUX PERSONNES ATTEINTES
DE CHOLÉRA CONFIRMÉ,

Par PIERRE JACQUEZ,

Docteur en médecine de la Faculté de Paris, ancien chirurgien de marine militaire, secrétaire du Conseil d'hygiène publique et de salubrité de l'arrondissement de Lure, membre non-résidant de la Société d'agriculture, commerce, sciences et arts de la Haute-Saône, membre correspondant de la Société de médecine de Gand, etc. etc.

MÉMOIRE

lu à la Société d'agriculture de la Haute-Saône, dans ses séances du 28 avril et du 26 mai 1849.

PREMIÈRE PARTIE.

Histoire du Choléra asiatique.

Il semble que la partie du globe qui a été choisie par le créateur pour servir de berceau à l'espèce humaine, soit aussi destinée à en modérer la trop grande multiplication : car le sol de ces chaudes contrées, sol fertile en prodiges de tous genres, a exhalé sur le monde la plupart des agents destructeurs qui, sous les noms de lèpre, de peste, de rougeole, de variole, etc., ont tant de fois déjà promené l'épouvante et la mort à travers les nations.

La peste noire, qui, vers le milieu du xive siècle, parcourut presque tout le monde connu, dépeupla des contrées entières, et, dans l'espace de seize années, enleva les deux tiers, d'autres disent les quatre cinquièmes, des habitants de l'Europe, prit aussi naissance en Orient, dans ce vaste et trop populeux empire chinois, pour lequel les maladies épidémiques sont une providence.

C'est encore dans l'Asie, sur les bords limoneux du Gange, qu'on a vu paraître ces épidémies de choléra qui ont parcouru le globe pendant vingt ans, et qui tendent à l'envelopper pour la seconde fois dans leur réseau funèbre.

Déjà, par rares intervalles, si l'on en croit quelques auteurs indous, la même affection avait envahi de larges provinces dans l'Asie méridionale. On pense même généralement que la peste noire, dont nous venons de parler, n'était autre chose que le choléra asiatique.

Ce qu'il y a de certain, c'est que cette dernière maladie existe dans l'Inde de temps immémorial; mais elle y faisait ordinairement peu de ravages : paraissant dans les grandes chaleurs, elle frappait çà et là, principalement chez les malheureux, sans prendre ces proportions largement épidémiques qu'elle a affectées depuis trente ans, et qui, depuis trente ans, ont enlevé à l'Asie seule plus de soixante millions d'individus.

En 1817, au moment où les Anglais commençaient à jouir en paix de ces riches contrées de l'Inde dont la France leur avait tant disputé la possession, le choléra vint leur donner des alarmes d'un autre genre. Il parut avec violence sur plusieurs points du delta du Gange, principalement à Jessore, où six mille individus périrent en quelques semaines. En quatre mois, il décima ces contrées dans une large étendue. L'année suivante il y parut encore, et y revint ainsi à peu près tous les ans jusqu'en 1830. Mais, tout en se maintenant à son foyer primitif, il essayait ses forces sur de nouvelles contrées et s'é-

tendait au large dans tous les sens. Deux fois (1818 et 1827),
il essaya de pénétrer dans la Haute-Asie par les monts Hymalaya,
et chaque fois il s'éteignit sur ces hautes montagnes, où les
victimes, sans doute, lui manquèrent.

Dès 1819, il s'étendit à de grandes distances sur la mer qui
baigne les côtes de l'Asie, et porta la mort dans ses principaux
archipels. Dans l'espace de quatre ans, il parcourut successi-
ment les îles de France, de Bourbon, Ceylan, Sumatra, Java,
Bornéo, les Moluques et les Philippines; et, tandis qu'il menaçait la Chine par celles-ci, il s'en approchait aussi par le continent, comme s'il avait voulu concentrer toutes ses forces pour
mieux frapper ce grand Empire.

En effet, il balayait dans une large étendue les peuples
situés au sud du continent asiatique, à l'est et à l'ouest du
Bengale, depuis le golfe Persique jusqu'au Grand-Océan; il jetait
l'épouvante dans le royaume de Siam, où le peuple de Bankok,
rassemblé près de la mer pour faire des prières publiques,
laissa, *dit-on*, sur le sable, sept mille des siens, frappés à mort
par le fléau; il s'avançait vers l'Orient avec la rapidité d'un
orage, soufflant son haleine empestée sur la Cochinchine, sur
le royaume de Cambodge et de Tonkin, et il s'abattait enfin sur
l'Empire chinois, comme sur une proie digne de lui. Il s'y
promena en tous sens pendant sept ans, franchit ensuite la
grande muraille, s'avança dans les hautes latitudes de l'Asie
par la Tartarie chinoise, tourna à l'ouest comme pour se rapprocher de nous, et vint aboutir au grand désert de Shamo,
où il expira faute d'aliment.

Tandis que le choléra s'égarait ainsi, et finissait par se perdre
dans les contrées désertes de la Grande-Tartarie, il s'étendait
dans l'Asie occidentale avec d'autres chances, et menaçait l'Europe par différents points.

Arrivant en 1821 à l'entrée du golfe Persique, il passa
promptement de Mascate à Bassora, en répandant au loin la
mort, d'un côté sur l'Arabie, de l'autre sur la Perse. Ses ravages furent effrayants : des armées entières se fondirent en

quelques semaines sous ses coups, et dans plusieurs lieux les morts restèrent sans sépulture. Les basses classes, comme presque partout, furent les plus maltraitées; mais il frappa aussi sur les grands; et les sérails, si bien gardés chez les princes persans, ne furent pas à l'abri de ses outrages.

De la Perse et de l'Arabie, il s'étendit au nord et à l'ouest : il remonta d'un côté le Tigre et l'Euphrate, enleva le tiers des habitants de Bagdad, pénétra en Syrie, et se répandit dans la Palestine; tandis que, d'autre part, il gagnait la mer Caspienne, s'étendait en Géorgie, franchissait le Caucase, et attaquait la Russie d'Europe par Astrakan et Orembourg.

Ainsi, dès 1823, le choléra nous menaçait en même temps par le nord et par le midi. Mais l'Europe trouva grâce pour cette fois devant lui, et il rentra dans la Perse, où il fit en quelque sorte élection de domicile, comme s'il avait voulu rester là en observation, et attendre que le temps eût comblé les vides qui existaient encore dans les populations européennes, par suite des guerres acharnées de l'Empire français et des fléaux qui en avaient été le funeste complément.

Enfin, en 1828, après cinq années de séjour en Perse, le choléra se développa tout-à-coup à Orembourg, tandis que, d'un autre côté, partant de Téhéran et de la Géorgie, il franchissait le Caucase, et entrait en Europe par Derbent et par les Portes-Caspiennes.

La Russie s'en effraya, et prit des précautions qui semblèrent d'abord produire de bons résultats : il s'arrêta pendant l'hiver, fit peu de progrès en 1829, et sembla disparaître l'hiver suivant. Mais, en 1830, Astrakan, Azof, Orembourg et les contrées intermédiaires furent envahies dès le printemps. Alors il déborda de toutes parts.

Tandis qu'il se portait d'un côté vers Constantinople, par le littoral nord de la mer Noire, dont il visitait les ports importants, de l'autre, il s'élançait sur le centre de la Russie par plusieures voies, principalement par le Don, par le Volga et par les affluents de ces deux fleuves.

En septembre il était à Moscou, où un hiver de 20—0 n'en modéra que très-peu les ravages.

Dans les premiers mois de 1831, il arriva sur la mer Baltique à la suite des Cosaques, et, avec ceux-ci, il s'abattit sur la Pologne. Il fut le triste fruit de la victoire d'Iganie, remportée par l'armée polonaise, et bientôt il contribua plus que la mitraille des Russes à l'extermination de ce malheureux peuple. En un mois (avril 1831), toute la Pologne fut envahie.

De là, descendant la Vistule, il pénétra en Prusse et tomba sur Dantzig (mai) ; tandis que, par le sud, il remontait la même rivière, s'étendait sur la Gallicie, traversait les défilés des monts Krapaks, et allait en Autriche se joindre aux épidémies venant de Constantinople (septembre).

De Dantzig, il s'alongea sur Hambourg (7 octobre) ; puis, pour cette fois, négligeant la Hollande, il franchit la mer du Nord, et parut le 13 octobre dans la Grande-Bretagne.

Le tour de la France, menacée par le nord et par l'est, approchait. Le 15 mars 1832, le choléra, qui reprenait vigueur à Londres, passa à Calais, puis bientôt à Paris (26 mars) et en plusieurs points de la France ; puis en Belgique (21 avril) ; puis, enfin, en Hollande (25 juin) ; et tout cela sans quitter la plupart des lieux qu'il avait déjà décimés l'année précédente.

Tandis qu'en France on était encore sous l'impression de la surprise, de l'étonnement, de l'effroi, à la vue de l'énorme saut que le choléra venait de faire de Calais à Paris, le Nouveau-Monde, qui, abrité derrière l'immense étendue de l'Atlantique, voyait d'un œil indifférent ce fléau moissonner les populations de l'Europe, fut tout-à-coup surpris et envahi à son tour dans ses régions du nord. Le choléra parut à Québec en juin 1832, importé par un paquebot anglais qui, dans son trajet, avait perdu trente-neuf personnes de cette maladie.

Là, comme en Europe, il voyagea de l'est à l'ouest et du nord au sud, et envahit en deux années presque toute la vaste étendue des deux Amériques, frappant dans toutes les latitudes et sur toutes les races, sans respecter les îles du voisinage,

dont plusieurs furent littéralement décimées en quelques semaines. A Cuba , la ville de la Havane perdit le huitième de ses
habitants en cinquante-quatre jours.

Pendant ce temps, le choléra continuait ses pérégrinations
dans l'ancien monde. La Syrie était envahie de nouveau ; l'E-
gypte venait d'être ravagée depuis les pyramides jusqu'aux
cataractes du Nil, et la plupart des contrées primitivement
atteintes en Europe n'étaient pas encore délivrées.

En 1834, tandis qu'il se réveillait sur d'anciens foyers mal
éteints , principalement aux îles Britanniques, il repassait les
mers pour s'étendre au nord et au midi : au nord , sur la Suède ;
au midi , sur le Portugal, sur l'Espagne, sur nos possessions
d'Afrique , et même sur les côtes du golfe de Lion.

Arrivé à Marseille sur la fin de l'année (11 décembre 1834),
il se montra très-bénin d'abord ; mais, six mois plus tard
(juillet 1835), l'épidémie fut terrible : on comptait cinq à six
cents morts par jour.

Alors il commençait à abandonner le nord et le centre de
l'Europe ; mais , en même temps, il s'étendait en Provence,
en Piémont , et s'acharnait sur les Etats d'Italie, qu'il parcourut
en tous sens encore pendant trois ans.

Cependant il tirait à sa fin. En vain reparaissait-il à Bone ,
à Constantine , à Marseille , à Londres et dans quelques autres
points : ces petits retours n'étaient plus que les derniers éclairs
d'un orage qui s'éteint, et, au commencement de 1838, rentré
dans les régions qui lui avaient donné naissance, le fléau semblait avoir fini sa mission sur l'Europe.

Mais, au contact de cette terre de l'Asie, où germent les
poisons violents comme les remèdes énergiques, le choléra ne
puisait-il pas de nouvelles forces? Ce qu'il y a de certain ,
Messieurs, c'est qu'il en puisait dans l'affaiblissement même
des tempéraments des hommes.

En effet, en se promenant pendant huit années à travers les
peuples de l'Europe, le choléra avait épuisé toutes les prédispositions : il n'avait plus rien à y prendre, comme l'aimant ne

prend plus rien aux limailles de différents métaux quand il en a soutiré tout le fer; comme la flamme cesse d'elle-même dans un incendie lorsqu'elle a dévoré tous les corps combustibles. Mais, après cette grande épuration, le monde marcha comme auparavant : la lime des passions, les excès de la débauche, les privations de la misère, les travaux excessifs, soit du corps, soit de l'esprit, tous les genres d'insalubrité, en un mot les différentes infractions à l'hygiène, auxiliaires obligés de toute épidémie, travaillèrent de nouveau la race humaine, changèrent les tempéraments, usèrent ou affaiblirent les constitutions, préparèrent graduellement, dans toutes les classes de la société, de nouvelles prédispositions, et marquèrent ainsi d'avance de nouvelles victimes au choléra.

Probablement, aussi, d'autres causes qui nous échappent vinrent en aide aux premières, et mirent l'épidémie actuelle en mouvement ou lui préparèrent les voies. Quoi qu'il en soit, les vides laissés par la première invasion n'étaient pas encore comblés, les cendres de ses victimes étaient à peines refroidies, quand des bruits partis du Levant nous annoncèrent l'approche d'une invasion nouvelle.

En 1845, le choléra, sorti de l'Indoustan, son foyer habituel, remonta le Scind, et décima le Caboul jusqu'à Samarkand ; puis, laissant de côté les déserts de la Tartarie, où il avait trop peu à faire, il reprit le chemin de l'Ouest, et entra en Perse sur la fin de la même année. Il en parcourut toutes les provinces, et y fit beaucoup de victimes. De là, il se partagea en deux courants, l'un au nord, l'autre à l'ouest. A l'ouest, il traversa le Tigre et l'Euphrate, par Bassora (octobre 1846), se répandit rapidement en Arabie, et vint fondre avec violence sur les villes du Prophète, Médine et la Mecque (novembre 1846), villes qui, alors encombrées de pélerins, perdirent le septième de leur population.

Dans le même temps, le courant du nord, celui qui devait venir jusqu'à nous, prenait le chemin de la première invasion en Europe. Tout en longeant la côte occidentale de la mer

Caspienne, il balayait, de l'est à l'ouest, les deux versants du Caucase; d'un côté, à travers la Géorgie et l'Arménie, jusqu'à Trébisonde; de l'autre, dans les provinces russes, depuis Derbent et Astrakan jusqu'à la mer d'Azof.

En septembre 1847, il désolait la Crimée et les Cosaques du Don; sur la fin du même mois, il était à Kerson et à Pérékop, vers l'embouchure du Dniéper. Alors, laissant de côté pour le moment Odessa et toute la côte ouest de la mer Noire, il fit, le 24 octobre, un bond sur Constantinople, et y établit le foyer des épidémies qui devaient bientôt rayonner au loin dans les provinces méridionales de l'Empire ottoman, ainsi que sur les bords du Danube, jusqu'à Vienne en Autriche.

De la mer Caspienne et de la mer Noire, il remontait le Volga, le Don, le Dniéper, et s'élançait, sur une large étendue, vers le nord de la Russie. A la fin de 1847, il avait déjà envahi le tiers des provinces, les provinces les plus populeuses de ce vaste Empire, et il était aux portes de Saint-Pétersbourg; il était même dans la ville, mais l'hiver en étouffa les progrès, là comme partout. Partout aussi il reprit vigueur au printemps suivant.

En mai et juin 1848, Constantinople l'envoya, d'un côté sur l'Asie mineure, de l'autre dans les provinces danubiennes. De l'Asie mineure, il passa en Syrie, où le manque de précautions sanitaires, la malpropreté, l'étroitesse des rues, l'exiguité des habitations, aidés par les chaleurs de juillet, donnèrent au mal une intensité effrayante. Bientôt Alep, Tripoli, Saïde, Jaffa, Damas et tout l'Anti-Liban furent décimés encore. Décimés! c'est trop peu dire : car on prétend que, dans quelques-unes de ces villes, le choléra fit périr le quart des habitants.

A peine était-il en Syrie qu'il éclata dans la Basse-Egypte, où il fit aussi d'assez grands ravages, et qu'il parcourut en entier dans l'espace de trois mois.

Alors il s'était réveillé dans toute la Russie, et il marchait à grandes journées sur nous. A la fin de juillet, il éclatait en Pologne et dans la Prusse; un mois plus tard, il était dans la

ville de Hambourg, qui l'envoyait dans deux ports d'Angleterre,
Hull et Sunderland (fin de septembre). Presque en même temps,
venant on ne sait d'où, il se montrait à Londres, à Edimbourg
et sur plusieurs autres points des îles Britanniques. Enfin, il
semblait tomber du ciel sur les Etats-Unis d'Amérique, qu'il
attaquait à la fois à l'ouest par New-York, et au sud par la
Nouvelle-Orléans. Amsterdam le recevait le 12 octobre, pour
la Hollande, Anvers le 29, pour la Belgique, et, à cette dernière date, il entrait en France par Dunkerque.

Cette fois, il a procédé chez nous avec plus de méthode qu'à
la première invasion : car il ne s'est montré dans la capitale
qu'après avoir envahi successivement les départements du Nord,
du Pas-de-Calais, de la Seine-Inférieure et de la Somme.

Le premier cas, dans Paris, semble remonter au 15 février ;
mais, jusqu'au 10 mars, époque de son invasion officielle,
l'épidémie a agi clandestinement et n'a attaqué que quelques
sujets.

Maintenant on sait ce qu'il en est : après avoir frappé spécialement dans les hôpitaux, le mal a envahi tous les quartiers
et s'adresse à toutes les conditions. Il rayonne assez rapidement
dans la province : déjà il est à Port-Louis, à Lorient, à Angers,
à Chartres, à Orléans, et jusqu'à Chalon-sur-Saône (28 avril).

Probablement il s'étendra encore ; mais il est grandement
permis d'espérer qu'il fera bien moins de mal qu'en 1832 : car
il en fait moins presque partout. A Paris, par exemple, la première invasion donnait des milliers de malades par jour ; tandis
que maintenant, à la même période de l'épidémie, à la même
époque de l'année, on ne peut pas les compter par centaines.
Nous devons craindre cependant que les chaleurs de l'été ne
nous amènent une recrudescence sérieuse (*).

(*) Cette recrudescence sous l'influence des chaleurs s'est malheu-
reusement réalisée : le choléra a fini par faire à Paris à peu près le même
nombre de victimes qu'en 1832. Depuis le mois d'avril jusqu'à ce moment
(fin de novembre), il a visité au moins les deux tiers des départements. En
partageant la France en deux parties à peu près égales par une ligne con-

Revenons maintenant en arrière, et établissons quelques rapprochements entre les allures des deux grandes invasions dont nous venons de tailler sommairement l'histoire.

Une chose qui doit frapper d'abord, c'est l'identité de leur marche, de leur itinéraire, depuis la Perse jusqu'à nous. En 1848, comme en 1830, le choléra aborde par le Caucase, où il se partage en deux branches, qui cernent l'Europe par le sud et par le nord, pour se rapprocher ensuite au couchant; et, dans cette large enceinte, principalement par le nord, l'épidémie actuelle suit presque pas à pas les traces de la première, et reprend en quelque sorte les mêmes étapes à travers les populations. Ainsi elle visite Moscou, Saint-Pétersbourg, Hambourg, Sunderland, puis enfin Paris, à des époques de l'année qui, à quelques jours près, sont les mêmes que la première fois.

Comme la première fois, elle suit avec prédilection les bords de la mer, et là elle marche souvent par bonds, ou bien elle

fondue avec le 47e degré de latitude, on ne trouve, dans la partie nord, que le département du Doubs qui n'ait pas été encore entamé par l'épidémie. Tout le reste a plus ou moins souffert ou souffre encore, et le fléau a surtout frappé avec violence sur les côtes de la Manche, sur Paris et sur les départements qui l'entourent.

La partie de la France située au midi de la ligne que nous venons d'indiquer, partie envahie la dernière, a été encore peu atteinte dans son centre; mais le choléra la tient enfermée dans un cercle qui tend à se resserrer de plus en plus, et qui n'est interrompu qu'aux Pyrénées. Toutes les côtes de l'Océan, toutes les côtes de la Méditerranée ont été ou sont encore aux prises avec l'épidémie, et celle-ci, depuis Marseille, remonte rapidement les bords du Rhône par Avignon et Valence.

Les autres peuples ne sont pas plus ménagés que nous. L'Amérique du Nord est prise partout et fortement maltraitée. Presque aucune des nations de l'Europe qui ont eu la maladie depuis six mois à un an, n'en est entièrement délivrée. Plus rapide qu'à la première invasion, elle tient déjà le nord de l'Italie, s'avance à grandes journées sur les Etats-Romains, s'étend et sévit violemment dans nos possessions d'Afrique, et paraîtrait, dit-on, en ce moment, sur les bords du Tage. Espérons que l'hiver qui commence délivrera nos provinces de cet hôte de malheur. Déjà, d'après les nouvelles les plus récentes, il s'éteint ou se ralentit sur un grand nombre de points.

s'élance au loin sur d'autres rivages ; tandis que , sur le continent, plus régulière dans ses allures, elle envahit ordinairement
de proche en proche.

Comme la première fois encore , elle suit les grands fleuves ,
elle frappe de préférence et s'acharne plus longtemps sur les
grandes cités , ainsi que sur les provinces où l'espèce humaine
est plus agglomérée , et où elle présente en même temps les
conditions hygiéniques les plus défectueuses.

Dans leurs irrégularités mêmes, ces deux grandes épidémies
ont quelque chose qui se ressemble. Combien de fois n'ont-elles
pas trompé les prévisions et les calculs de la science! Combien
de fois ne se sont-elles pas jouées des cordons sanitaires et de
toutes les précautions des hommes! Qui pourrait dire pourquoi,
dans la première comme dans la seconde invasion , le choléra
respecte les quartiers malsains de certaines villes , pour sévir
exclusivement sur les plus propres et les plus aérés; pourquoi
il oublie ou escalade quelquefois une contrée pour se porter sur
une autre plus éloignée ; pourquoi , en 1828, il ne passe pas
des bords du Danube sur ceux du Pô , à la suite des armées
autrichiennes; pourquoi, en 1832, il va se jeter au loin sur un
autre monde, tandis que Lyon, cette ville encombrée de peuple,
cette ville malsaine par excellence, ne reçoit aucune atteinte
des épidémies qui l'entourent, et qui envoient même quelques
cholériques expirer dans ses murs ?

Il faut reconnaître cependant qu'au milieu des courses en
apparence capricieuses du choléra , on distingue le plus souvent
la raison de ses démarches et de ses préférences. Ne voit-on pas
que , pour se transmettre d'une province à l'autre , il profite
ordinairement , tantôt du choc des armées , tantôt des rapports
pacifiques des peuples ; que , s'il franchit les mers, que , s'il
passe de Kherson à Constantinople, de Hambourg aux îles Britanniques, de celles-ci à la France, à l'Amérique et au Portugal,
c'est à peu près toujours au moyen des ports, et des ports les
plus fréquentés ; que , s'il suit de préférence les basses terres ,
les côtes de l'Océan , les bassins des grands fleuves , c'est que

là se trouvent les grandes villes, les grandes populations, les grands mouvements du commerce, en un mot les rapports les plus multipliés et les rassemblements les plus nombreux? L'expérience n'a-t-elle pas démontré que ses accès de colère éclatent principalement sur des localités, sur des quartiers, sur des individus qu'il veut punir de leurs infractions aux règles de la salubrité publique ou de l'hygiène privée? Il n'est pas moins évident que si le choléra s'étend davantage, que s'il frappe avec plus de violence pendant l'été, c'est parce que cette saison donne plus d'activité aux voyages et aux relations des hommes, parce qu'alors les organes digestifs sont plus faibles, plus irritables, plus disposés aux maladies, enfin parce que les grandes chaleurs mettent en jeu les ferments d'insalubrité qui surgissent autour de nous, et qui prêtent un concours si puissant à toutes les épidémies.

Il serait plus difficile de dire pourquoi l'invasion nouvelle, sans être plus meurtrière en Europe, a été plus rapide dans sa marche. Tandis qu'en 1830, depuis les embouchures du Don et du Volga, le choléra restait deux ans (on pourrait même dire quatre) pour venir en France, et trois mois de plus pour atteindre le Nouveau-Monde, dernièrement il franchissait cet immense espace en quatorze ou quinze mois, et il traçait au large le même demi-cercle sur le continent, envahissant autant de villes, autant de contrées, et séjournant aussi long-temps, plus d'une année, sur différents points. Devrait-il cette marche plus rapide à la vapeur des chemins de fer?

En somme, l'épidémie de 1849 ne diffère pas beaucoup de celle de 1832. A la vérité, comme nous l'avons déjà vu, elle est sur plusieurs points moins meurtrière, en ce sens qu'elle attaque moins de monde dans la même population; mais, sur un nombre égal de malades, elle fait autant de victimes; de sorte qu'on voit périr encore la moitié, et parfois les deux tiers, des individus atteints du choléra confirmé.

En vue de pareils chiffres, on serait tenté de croire que la médecine n'a encore rien fait pour sauver l'homme de cette terrible maladie : eh bien! Messieurs, on se tromperait.

Sans doute il est difficile d'éviter la perte d'une maison quand déjà elle se disloque de toutes parts sous l'étreinte de l'incendie ; sans doute il ne sera pas aisé non plus de ramener à la vie un malade qui porte dans toute sa personne les éléments et en quelque sorte le cachet de la destruction. Mais le malade, comme l'édifice, pourrait être sauvé si les secours arrivaient à temps. Or, les secours arrivent à temps quand le choléra commence ; donc, dans la très-grande généralité des cas, les médecins empêcheraient le développement de la maladie s'ils étaient consultés et surtout bien écoutés dès le principe. Car une chose que le public doit bien savoir, c'est que le choléra développé, tel qu'on le comprend, avec ses symptômes alarmants, survient assez rarement d'une manière brusque : presque toujours il est précédé d'un malaise, d'une indisposition de quelques jours.

Qu'on écoute alors les conseils de la médecine, et l'on verra qu'elle n'est pas impuissante. Qu'on fasse plus encore : qu'on demande à la même science les moyens de se préserver même des premières atteintes du mal ; elle les indiquera, ces moyens, et ils réussiront souvent. Car, on le sait, la médecine ne se borne pas à la guérison des maladies : elle remplit une mission plus grande, plus noble, plus utile peut-être, en montrant à l'humanité les causes ou les occasions des maux qui l'affligent, en la prémunissant contre les dangers de l'intempérance, de la débauche et de tous les excès qui la dégradent, au physique et au moral ; en enseignant aux peuples, aux familles, aux individus, l'art de tirer bon parti de l'eau, de l'air, de la lumière et des autres biens de la nature, dans le but de conserver la santé, de fortifier les tempéraments, d'améliorer les races, et de défendre la société contre les maladies, maladies qui la minent en détail, ou qui, sous le nom d'épidémies, la déciment plus en grand, et auxquelles l'hygiène seule, une hygiène publique et privée, largement comprise, largement appliquée, pourrait opposer des barrières efficaces.

DEUXIÈME PARTIE.

Des causes du choléra, et des moyens propres à préserver de cette maladie.

CHAPITRE I.

Causes du choléra.

Dans la séance précédente, en étudiant la marche, les allures, les mœurs de cette terrible maladie, qui, en moins d'un demi-siècle, a fait deux fois le tour du monde, nous avons entrevu une partie des causes qui concourent à son développement et à sa propagation.

Aujourd'hui, nous devons examiner ces causes de plus près : car, si nous parvenons à les connaître mieux, nous saurons mieux aussi par quels moyens il faut les combattre. Mais, avant de passer outre, je sens le besoin d'expliquer certains termes dont j'aurai bientôt besoin, et dont les hommes peu initiés au vocabulaire médical saisiraient peut-être mal la signification.

Une *épidémie* est une maladie qui s'étend sur un grand nombre d'individus à la fois et dans les mêmes lieux, quelles que soient d'ailleurs les causes auxquelles elle doit son existence : c'est donc le nombre seul des malades qui constitue le caractère épidémique.

Une maladie est *contagieuse* lorsque, sans changer de nature, elle peut se communiquer, se transmettre aux individus qui se trouvent en contact avec le malade, ou à ceux qui touchent les objets dont il s'est servi, ou, enfin, à ceux qui respirent l'air chargé d'émanations provenant de sa personne.

Ainsi, la contagion ne peut venir que de l'homme malade, et elle ne peut donner que la maladie qu'a cet homme.

Si donc une fièvre ou toute autre affection vient de miasmes terrestres ou paludéens, d'une chambre malpropre ou encombrée de monde, de cadavres, de matières animales en putréfaction, ou d'autres foyers putrides, il n'y aura pas contagion, mais seulement *infection*.

Cela dit, revenons aux causes du choléra. Ces causes doivent être de trois sortes :

1º Causes premières ou causes génératrices ;

2º Causes de transmission ou de propagation ;

3º Causes auxiliàires, accessoires ou prédisposantes.

Ces dernières sont étrangères au choléra même ; elles tiennent aux lieux, aux mœurs, aux personnes, et ne font que prêter un secours plus ou moins grand aux causes principales. Mais, quoique accessoires, elles jouent un rôle tellement important que, sans leur intervention, les autres seraient probablement de nul effet. Et c'est principalement contre ces causes auxiliaires, qui sont mieux connues, que doivent porter les moyens préservatifs. Disons cependant quelques mots des moteurs principaux de la maladie.

Quelle est la cause première, la cause génératrice du choléra ? Cette cause première paraît bien résider dans le Bengale, sur les bords de ce fleuve dont la double embouchure embrasse un large triangle qu'on appelle le delta du Gange ; mais le mal vient-il du tempérament des habitants, de leurs mœurs, de leurs aliments, du sol qu'ils cultivent ? ou bien résulte-t-il directement d'émanations exhalées par les bords fangeux du fleuve, comme ici les fièvres intermittentes sont produites par les effluves de nos marais ?

On serait porté à donner quelque importance à cette dernière hypothèse, lorsqu'on réfléchit que le Gange, par sa forme géographique, par les plages fangeuses qui l'avoisinent, par ses inondations assez fréquentes, offre plusieurs points de ressemblance avec le Nil, et que ces deux fleuves semblent avoir le privilége de donner naissance, l'un au choléra, l'autre à la peste.

Après ce premier développement, dont le principe, comme on le voit, est fort obscur, le choléra s'étend au loin, et c'est nécessairement à d'autres causes, aux causes de propagation, qu'il faut attribuer ses courses au-delà des mers et à travers des peuples si éloignés de son point d'origine ; car la rivière

sacrée des enfants de Brahma ne peut pas empoisonner tellement l'atmosphère, que le monde entier puisse en être in-
fecté : que deviendraient alors les Indiens ? Du reste, comment
croire que le principe de la maladie réside uniquement dans
l'air, et que c'est par l'air seul qu'il voyage, quand on a vu
maintes fois le choléra marcher dans une direction opposée à
celle des vents ? Comment expliquera-t-on par là ce développement lent, cet accroissement graduel qu'affectent ordinairement
les épidémies ? Si elles tombaient sur les grandes villes par
l'atmosphère, ne frapperaient-elles pas dès le premier jour
plusieurs milliers d'individus, et ne disparaîtraient-elles pas
aussi vite qu'elles seraient venues ?

Faut-il croire, au contraire, que le choléra provient du sol,
mais du sol de chacun des pays sur lesquels il étend ses
ravages ; qu'il résulte d'exhalaisons spéciales, en un mot, qu'il
est le produit d'une véritable infection ? Mais alors on ne voit
pas pourquoi les terres de l'Inde seraient toujours les premières
à exhaler ces terribles émanations ; pourquoi cette grande
calamité aurait attaqué les peuples successivement et de proche
en proche, au lieu de se montrer en même temps en Orient,
en Occident et sur différents foyers intermédiaires. On ne con-
çoit pas non plus comment le choléra aurait pu sortir de ter-
rains si différents par l'exposition, par la température, par
la latitude, par les principes géologiques, par les produits
végétaux, et encore comment, après des origines si disparates,
il se trouverait partout semblable à lui-même.

Comme vous le voyez, Messieurs, si l'on prend ces causes
pour ce qu'elles valent aux yeux de l'homme qui ne se contente
pas d'hypothèses, on les trouvera au moins bien problémα-
tiques. Laissons-les donc de côté, ainsi que ces myriades d'in-
sectes atomiques que le sol de l'Inde aurait engendrés, et qui
se reproduiraient continuellement dans leurs migrations suc-
cessives. Des êtres que les seuls microscopes de l'imagination
peuvent faire apercevoir, auraient donc la vie bien dure, pour
affronter dans leurs voyages les frimas de la Russie ; ils auraient

un venin bien terrible, pour empoisonner en quelques heures cette masse relativement énorme du corps humain.

Arrivons à une autre cause qui a beaucoup occupé les médecins, les gouvernements et le public. Le choléra est-il contagieux ? Il semble au premier abord qu'il doive être facile de résoudre cette question ; qu'il suffirait, pour cela, d'avoir observé une épidémie, d'avoir vu, d'avoir interrogé les malades, d'avoir analysé leurs démarches antérieures, et recherché, dans leurs antécédents, les influences auxquelles ils ont pu être soumis.

Mais les médecins ont fait tout cela, ils l'ont fait partout ; ils le font depuis plus de trente ans, et partout leurs recherches n'ont abouti qu'à nous confirmer dans le doute. En effet, un certain nombre d'entre eux croient à la transmission du choléra par contagion, et ils en citent des preuves qui paraissent bien concluantes ; tandis que beaucoup d'autres, et même la grande généralité des praticiens, prétendent n'avoir jamais vu cette affection se transmettre de cette manière.

Faudrait-il, pour les mettre d'accord, reconnaître que le choléra est contagieux, mais qu'il ne l'est qu'à un faible degré et dans un très-petit nombre de cas ? Alors nous ne sortirions d'une difficulté que pour retomber dans une autre ; car cette faible et rare contagion ne suffirait plus pour expliquer les invasions épidémiques du choléra.

Cependant, si j'osais avancer que ces invasions épidémiques pourraient bien n'être dues qu'à l'intensité de cette cause, on crierait anathème, on m'opposerait l'expérience, comme on l'a fait pendant longtemps pour la fièvre typhoïde, qui, malgré les dénégations de la généralité des médecins de nos plus grandes villes, a fini par se trouver parfaitement contagieuse. Mais l'expérience, mais les faits, qu'on invoque pour et contre, et qui donneraient bien des démentis s'ils pouvaient tout dire, je puis bien aussi les appeler en témoignage pour établir qu'ils ne détruisent nullement, qu'ils confirment même, l'idée d'une contagion très-énergique dans la maladie qui préoccupe en ce moment toute la France.

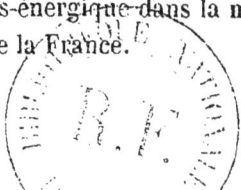

Je ne reviendrai pas sur l'appréciation générale des allures des épidémies cholériques , allures qui pourraient déjà faire soupçonner le travail de la contagion ; je ne ferai pas non plus valoir cet autre fait bien constaté, à savoir, que, d'après les statistiques de la commission instituée en 1832 par le préfet de la Seine, le choléra a sévi plus fortement dans les professions qui exposent à de plus nombreux rapports avec le public. Je ferai voir seulement que les preuves des non-contagionistes , loin d'avoir la valeur qu'ils leur attribuent, peuvent très-bien servir à la thèse contraire.

Il est bien reconnu , sans doute, que le plus grand nombre , que, si l'on veut, la très-grande majorité des personnes qui visitent les cholériques , et qui même vivent dans leur atmosphère, se conservent en parfaite santé, et, d'après ce seul fait, on devrait naturellement conclure que le choléra n'est pas ou n'est que très-peu contagieux ; mais, avant de nous prononcer, tenons également bon compte d'un fait qui est révélé à l'observation dans les maladies transmissibles de l'homme à l'homme : c'est qu'après avoir visité , touché, soigné des malades , bien des individus ne sont pas atteints ; tandis que d'autres le sont par suite d'un séjour très-court dans la chambre du patient , et même par suite de rapports beaucoup moins immédiats.

Ces différences résultent évidemment de conditions particulières aux visiteurs , conditions qui peuvent varier au point de constituer de grandes prédispositions chez les uns , et une immunité complète pour les autres ; en sorte que, parmi ces individus , les deux extrêmes sont comme deux morceaux d'amadou , dont l'un serait très-sec, et l'autre bien mouillé : le premier prendra feu à la première étincelle , et le second en recevra des milliers sans s'allumer.

Ainsi le vaccin et même la petite vérole ne peuvent rien sur certains sujets ; on en voit d'autres qui traversent des épidémies de rougeole, de scarlatine, de coqueluche , et qui , sans avoir jamais eu ces maladies , ne sont pas atteints. De pareilles

immunités, qui peuvent changer et disparaître en peu de temps,
sont très-nombreuses pour la fièvre typhoïde, et les faits
prouvent qu'elles ne sont pas moins nombreuses en ce qui concerne le choléra.

Si donc il en est ainsi pour ce dernier, si, par exemple, les
neuf dixièmes des habitants d'une ville jouissent d'une organisation incapable de donner prise à l'action des miasmes cholériques, la maladie ne pourra attaquer que l'autre dixième.
Mais, en cas de contagion très-active, une partie des personnes
de ce dixième, celles qui seraient les plus prédisposées, seraient sans doute atteintes sans être entrées près des malades,
les émanations pouvant leur arriver par l'air, par des étoffes,
par des convalescents, etc., etc. D'un autre côté, les gardes-
malades ne seraient guère atteints que dans la proportion du
reste de la population (1 sur 10) ; car il faut supposer qu'ils
ne seraient pas choisis spécialement dans le dixième prédis-
posé. Ainsi les choses se passeraient dans cette ville absolument
comme elles se sont passées presque partout, et l'on dirait bien
certainement que la maladie n'est pas contagieuse ; et pourtant
on se tromperait beaucoup, puisqu'elle le serait à un très-haut
degré, puisqu'elle le serait au point de frapper même ceux qui
auraient évité ses foyers d'émanation.

Comme vous le voyez, Messieurs, le choléra pourrait bien
être contagieux, éminemment contagieux, sans qu'on pût en
trouver partout des preuves. Cependant, ces preuves ne sont
pas rares ; on en a reconnu dans presque tous les pays ; on
vient d'en observer encore de très-concluantes dans les envi-
rons de Paris ; et si l'on en avait cherché partout, il est assez
probable qu'on en aurait trouvé bien davantage.

Ainsi, d'un côté, rien qui repousse l'existence de la contagion ; de l'autre, un certain nombre de faits qui la confirment :
voilà, je crois, où en est la question ; par conséquent, de
toutes les causes auxquelles on peut attribuer la propagation
du choléra et son extension épidémique, c'est la contagion qui
me paraît la moins invraisemblable. Sans doute, elle n'est pas

encore parfaitement prouvée comme cause générale ; mais il suffit qu'il y ait du doute, pour qu'on doive en tenir compte dans les moyens à employer pour se préserver de la maladie.

Je sais qu'on regarde ce mot *contagion* comme propre à jeter une grande frayeur dans le public ; mais je crois qu'on se trompe grandement. Les populations ne craignent le choléra que parce qu'il attaque et tue beaucoup de monde à la fois. Aussi, soyez-en sûrs, les poltrons et les égoïstes se sauveront des malades malgré toutes les assertions anti-contagionistes.

Croit-on, d'ailleurs, qu'un peu de crainte ne soit pas utile à nos populations, ordinairement si apathiques et si négligentes pour toute précaution sanitaire ? Croit-on que la peur ne serait pas propre à les dégager de ces habitudes routinières qui sont si préjudiciables à leur santé ? Leurs malades ne perdraient certainement rien à être un peu moins fatigués, obsédés par ces visites qu'ils reçoivent continuellement dans les campagnes. Tant mieux donc pour eux et pour tout le monde, si la peur devenait assez grande pour empêcher ces visites inutiles. Les épidémies s'étendraient moins, et les malades, délivrés des remèdes de commères, trouveraient toujours assez d'âmes dévouées pour ne pas manquer des secours nécessaires.

Mais quelle grande frayeur la contagion pourra-t-elle donner au public, quand il remarquera que ceux qui n'ont pas visité les malades ne sont pas beaucoup plus respectés que les autres ?

D'ailleurs, comme je crois l'avoir démontré, la contagion, quelque grande qu'elle soit, ne peut rien seule : il faut encore qu'elle rencontre des organisations propres à lui donner prise ; or, si ces organisations sont peu nombreuses, le choléra ne pourra se transmettre qu'à un petit nombre de personnes.

Le grand point donc serait de pouvoir diminuer le nombre de ces organisations prédisposées, en amenant le corps humain à cet état particulier qui le rend invulnérable à l'agent morbide. Cela est-il possible ? L'hygiène nous répond : oui, cela est possible ; et les faits donnent aussi la même réponse ; car ils démontrent que là où l'homme est propre, sobre, bien nourri,

bien logé, bien habillé, le choléra a beaucoup moins à faire.
L'hygiène nous indiquera encore les moyens d'affaiblir toujours, d'écarter souvent, et d'anéantir quelquefois les éléments
de contagion ou d'infection qui peuvent s'échapper des malades,
s'accumuler dans les appartements, fermenter en quelque sorte
à l'aide de l'humidité, de la chaleur et de différentes causes
d'insalubrité, dont l'homme sain même fournit le principal
contingent. Et ces moyens, indiqués par l'hygiène, préserveront
beaucoup mieux des maladies contagieuses que l'isolement, les
quarantaines et les cordons sanitaires, barrières vermoulues
qui n'arrêtent ni l'air, ni la contrebande, ni les contrebandiers,
que la vapeur a renversées, et qui ne peuvent plus rien au
milieu du mouvement perpétuel de la fourmilière humaine.

Avant d'entrer dans l'examen des moyens préservatifs du
choléra, faisons bien remarquer que les autres maladies épidémiques, telles que la peste, la dyssenterie, le typhus, ainsi
que son diminutif, la fièvre typhoïde, se développent et se pro-
pagent selon les mêmes lois. Comme le choléra, elles suivent
l'homme dans ses voyages ; comme le fléau indien, elles frap-
pent sur les familles, sur les individus qui abusent des biens
qu'une certaine aisance a mis à leur disposition, ou qui, par
pauvreté, par paresse, par ignorance, par avarice, vivent dans
le mauvais air, dans la malpropreté et dans les privations de
tout genre. Il s'ensuit qu'une bonne partie de ce que je vais
dire sur les moyens de nous préserver du choléra peut également être conseillé en ce qui concerne les épidémies dont notre
département est quelquefois le théâtre.

CHAPITRE II.

Des moyens les plus propres à préserver du choléra.

Lorsqu'une épidémie se déclare dans une population, chacun
cherche à se préserver à sa manière et selon ses préjugés, et,
en cela, l'on agit avec d'autant plus d'empressement qu'on craint

davantage. Alors, l'esprit mercantile et le charlatanisme tirent bon parti de la terreur publique, et inventent de prétendus préservatifs auxquels bien des gens ajoutent un grande foi, car la peur rend crédule.

Ces préservatifs, qui ne font du bien qu'à ceux qui les vendent, empêchent souvent les acheteurs de prendre contre la maladie les seules précautions dont l'expérience a démontré l'efficacité.

Qu'on le sache bien, il n'y a pas de drogues, pas de substances connues qui, prises intérieurement ou appliquées sur le corps, aient la propriété de conjurer le choléra, et tout ce qu'on a avancé là-dessus, même en ce qui concerne le mercure, n'a pas de fondement. Il faut en dire autant des odeurs qu'on respire et des fumigations qu'on fait dans les appartements : ces prétendus désinfectants, au lieu de purifier l'air, le chargent d'un nouveau principe étranger, principe toujours inutile ou nuisible.

Il faut cependant admettre une exception pour le chlore, qui détruit réellement la plupart des odeurs, des exhalaisons animales et des principes putrides. Toutefois n'allons pas trop loin, et ne lui donnons pas plus de pouvoir qu'il n'en a réellement. Or, il n'est pas bien prouvé qu'il puisse agir sur les miasmes virulents qui s'échappent d'un individu atteint d'une maladie contagieuse. Mais, comme toutes les mauvaises odeurs, tous les éléments d'infection peuvent corroborer l'action du principe morbifère, le chlore, en détruisant ces auxiliaires, rendra de véritables services en temps d'épidémie.

On pourrait donc employer le chlorure de chaux ou la solution de chlorure de soude de Labarraque, en faible quantité et souvent, soit autour des malades, soit dans les maisons encore saines, soit surtout dans les écoles, dans les colléges, et partout où la présence d'un grand nombre de personnes peut être une cause puissante d'insalubrité. Mais, disons-le bien haut, le meilleur moyen d'empêcher la corruption de l'air, c'est de le mesurer largement à l'homme et de le changer souvent.

Une chose bien prouvée par l'histoire de toutes les maladies épidémiques, et par celle du choléra en particulier, c'est que ces affections se développent avec plus d'intensité dans tous les lieux encombrés de monde ; c'est qu'elles éclatent et sévissent souvent avec violence dans les prisons, dans les casernes, dans les hôpitaux où des salles mal aérées renferment un grand nombre d'individus. Citons quelques exemples.

En 1832, deux compagnies de vétérans étaient logées, à Paris, dans deux casernes bien différentes : l'une, rue d'Enfer, était vaste, bien aérée, bien sèche, et il n'y eut qu'un cholérique sur 145 hommes ; tandis que l'autre, près du Panthéon, basse, humide, mal aérée, mal éclairée, livra à l'épidémie plus de la huitième partie des militaires qui l'habitaient.

Dans une autre caserne, encombrée de 300 pompiers, il suffit de réduire les hommes au nombre de 150, pour arrêter à l'instant les ravages de l'épidémie, qui, dès le premier jour, avait attaqué 17 individus ; il ne survint plus que quelques cas dans les jours suivants.

Ecoutons le docteur Piorry rendant compte à l'Académie de médecine de l'influence pernicieuse de l'air renfermé, pendant l'épidémie de choléra, en 1832 (*Rapport sur les Epidémies qui ont régné en France de 1830 à 1836*) :

« Suit-on, dit-il, le choléra dans les asiles consacrés aux
« infirmités humaines, on le voit, à la Salpêtrière, frapper les
« femmes qui sont placées dans les services les moins aérés ;
« c'est le matin qu'elles tombent malades, c'est-à-dire lors-
« qu'elles sont restées durant une longue nuit plongées dans
« une atmosphère altérée par la respiration d'un grand nombre
« de personnes.

« Procède-t-on à la ventilation nocturne, il ne se présente
« plus de nouveaux cas de choléra. Vient-on à négliger cette
« mesure hygiénique, le choléra reparaît. La fait-on exécuter
« avec soin dans chaque division où le mal vient à se manifester
« pour la seconde fois, tout aussitôt la maladie cesse de se
« reproduire. »

Enfin, il est établi, par ce travail, que, dans les dortoirs qui n'avaient pas pu être ventilés, l'épidémie fit huit fois plus de victimes que dans ceux où l'air avait été renouvelé avec quelque soin.

On voit d'après cela combien il est urgent, combien il est nécessaire, de veiller à la bonne tenue des établissements publics, tels que les colléges et les salles d'école. La plupart des écoles de nos campagnes, et même de nos villes, sont trop étroites, trop humides, mal éclairées, et surtout fort mal aérées ; on n'en voit point qui soient pourvues de bons moyens de ventilation. Qu'on les améliore donc, ou bien il faudra les fermer, si le choléra vient dans le département : car c'est souvent par l'intermédiaire de ces lieux encombrés, où le souffle de l'un passe immédiatement à l'autre, qu'on voit chez nous les poisons épidémiques se transmettre aux familles.

En général, à la ville comme ailleurs, on choisit les appartements les plus étroits de la maison pour en faire des chambres à coucher ; mais la santé s'arrange fort mal d'une telle spéculation. Quand même ces casiers étriqués n'amèneraient pas directement l'invasion des maladies épidémiques, ils disposeraient à les recevoir ; car on y respire plusieurs fois le même air, air alors vicié par toutes les émanations du corps, air qui peut tuer comme la vapeur du charbon, ou, du moins, qui, à la longue, détériore la constitution ; or, tout ce qui la détériore, l'affaiblit, et tout ce qui l'affaiblit, la désarme contre les maladies régnantes.

D'après les hommes compétents, il faut à chaque individu 8 mètres cubes d'air par heure. Avec une quantité moindre, on n'est pas dans de bonnes conditions de salubrité. Par conséquent, une personne qui reste au lit pendant huit heures dans une chambre fermée, doit avoir, dans cette chambre, une provision d'air de 64 mètres cubes. On voit par là qu'il y a bien peu de chambres à coucher qui offrent une capacité suffisante. Il y en a beaucoup qui n'ont pas 30 mètres cubes, et qui servent à quatre ou cinq individus. Or, cinq personnes enfermées dans une chambre pendant huit heures, y développent autant d'acide carbonique et y rendent l'air à peu près aussi meurtrier que la combustion d'un demi-kilogramme de charbon.

Parent Duchatelet a constaté qu'à Paris, le choléra avait fait de grands ravages dans ces petits hôtels qu'on appelle *garnis*, et dans lesquels la même chambre renferme, la nuit, un trop grand nombre d'individus. Ces mêmes hôtels ont aussi, de tout temps, fourni aux hôpitaux de la capitale une énorme quantité de fièvres typhoïdes.

Mais, abstraction faite des épidémies, bien d'autres affections peuvent prendre germe dans les demeures étroites, surtout quand l'humidité s'y ajoute aux autres éléments d'insalubrité. Les tempéraments les mieux organisés s'y détériorent; on y devient lymphatique, sujet aux écrouelles, aux ophtalmies, aux rhumatismes, aux maladies de poitrine et à bien d'autres. Cette mauvaise organisation passe aux enfants, de ceux-ci, à leurs descendants; et il faut ensuite bien du temps, un grand concours de circonstances heureuses, des croisements multipliés, pour rendre vigueur à une race ainsi déchue de sa puissance organique.

Sans doute, il n'est pas donné à tout le monde d'avoir de vastes appartements. Aussi ne sont-ils pas absolument nécessaires : ils seraient toujours assez grands, si l'air s'y renouvelait assez souvent; car ce n'est pas le manque d'espace qui les rend malsains : c'est la privation de l'air pur. Il faut donc les disposer de manière à ce qu'ils en reçoivent assez. La science offrira aux riches d'excellents moyens de ventilation. Mais ici nous devons surtout nous préoccuper du pauvre, de l'ouvrier des villes et de l'habitant des campagnes. Pour ceux-ci, allons au plus simple, au plus facile.

Qu'ils éparpillent leurs lits dans toutes les parties de la maison, même dans les greniers les plus délabrés : pourvu qu'ils ne soient pas trop à l'humidité, ils risqueront bien moins que s'ils étaient réunis cinq ou six dans la même chambre. Que toujours ils tâchent de laisser ouvertes, pour la nuit, les portes qui seront disposées de manière à agrandir leur provision d'air ; la cuisine, un corridor, une grange, un grenier, pourront leur en donner. Qu'ils ne craignent pas surtout de légers courants. Ceux-ci, quoi qu'on en dise, ne leur causeront pas la moindre maladie, et ils les préserveront d'un grand nombre. Un courant d'air ne peut nuire sérieusement qu'à une personne en sueur et habillée trop légèrement. Mais, au lit, l'épaisseur des couchages préserve assez le corps; et la figure n'a rien à craindre du froid quand le reste est bien couvert.

Pour une chambre qui servirait forcément à coucher plusieurs individus, et qui n'aurait de communication qu'avec l'extérieur, on pourrait encore remédier à la corruption de l'air, en facilitant l'entrée de celui du dehors par des ouvertures larges en été, et plus étroites dans la saison froide. Faisons seulement observer que, dans les localités marécageuses et sujettes aux fièvres intermittentes, il ne serait pas prudent de passer toute la nuit dans les appartements dont les fenêtres seraient bien ouvertes.

Partout où l'homme séjourne, il répand dans l'air des émanations qui se reconnaissent même à l'odorat. Ces émanations sont surtout bien appréciables le matin dans les chambres à coucher, et elles y restent, si alors on ne les expulse pas par une ventilation large et prolongée; car, à l'aide de l'humidité, que le corps produit aussi en abondance, elles s'attachent à tous les objets qui se trouvent dans l'appartement, et elles finissent par le rendre excessivement malsain. Il est donc bien essentiel d'en ouvrir, dès le matin, et en toute saison, les portes et les fenêtres, et de les laisser ouvertes aussi longtemps que possible.

Cette précaution, toujours essentielle, serait surtout de rigueur, dans les campagnes, pour la chambre dite du poêle, quand plusieurs des habitants du logis y ont été soumis, jusqu'au matin, à cette atmosphère corrompue que huit ou dix paires de poumons, ainsi qu'un fourneau chauffé à outrance, avaient déjà viciée dans la veillée du soir.

Il ne suffit pas de renouveler souvent l'air dans les appartements habités : il faut encore qu'il n'y ait rien qui puisse le corrompre. Or, peut-il y avoir quelque chose de plus humide, de plus malsain, que ces tas de pommes de terre et d'autres légumes que des malheureux, que même des cultivateurs aisés, accumulent dans leurs habitations et jusque sous les lits? Ceux qui ne peuvent pas les mettre ailleurs, et ils sont en petit nombre, devraient au moins les trier de temps en temps, pour en séparer tout ce qui entre en putréfaction.

Si les gens du peuple paient un si large tribut aux maladies de tout genre, ils le doivent bien un peu aussi à la saleté de leurs ménagères. Ces femmes, même celles qui ont la prétention de savoir quelque chose, ne savent pas balayer. Pour juger de leur incurie sous ce rapport, il faut pousser l'indiscrétion jusqu'à voir ce qui se passe sous les lits, sous les meubles et dans tous les coins un peu cachés ou obscurs de leurs appartements. Dans ces lieux réservés, la poussière et les ordures jouissent d'une inviolabilité complète, et elles s'y accumulent jusqu'à ce que quelque grand événement amène dans la maison un bouleversement complet. Indiquer un pareil état de choses, c'est assez dire ce qu'on devrait faire pour l'éviter.

L'habitude qu'on a d'arroser les chambres pour les balayer est très-mauvaise. Cette eau qu'on répand avec un arrosoir ou autrement, attache la poussière sur les planchers et s'oppose à ce qu'on puisse l'enlever ensuite. Elle augmente, du reste, l'humidité du logis, et, par conséquent, les causes d'insalubrité.

L'eau ainsi répandue serait surtout très-nuisible dans les chambres qui n'ont d'autre pavé que la terre. Cette terre n'aurait certainement rien de bien malsain, si l'on n'avait pas la mauvaise habitude de la mouiller souvent et d'y laisser croupir des ordures. En recommandant la propreté pour les habitations, je dois la recommander aussi dans les habits et sur la peau. La saleté du corps, en entravant les fonctions de la surface cutanée, en s'opposant au libre passage de la transpiration, compromet gravement la santé. J'en ai donné la preuve dans mon *Traité d'Hygiène appliqué à l'Education primaire* (page 102 et suiv.).

Or, partout où il y a de l'eau, a dit Buchan, on a le pouvoir
d'être propre ; et, ce qui prouve que ce médecin a raison, c'est
qu'on voit encore souvent de pauvres gens avoir une tenue
beaucoup moins sale que bien des familles aisées. On peut donc
être propre avec des haillons.

Quand on réfléchit que les rues étroites, rues ordinairement
les plus humides, ont donné dans les villes un plus grand
nombre de cholériques ; quand on sait que les marais donnent
la fièvre, quelquefois la dyssenterie, et que tout ce qui dérange
la santé prédispose au mal indien, on doit sentir combien
peuvent être nuisibles ces mares d'eaux bourbeuses qui existent
encore dans les rues ou autour des fontaines d'un certain
nombre de villages, et qui se répètent en petit autour des
fumiers et jusque dans les écuries des cultivateurs.

Les eaux courantes, claires, ou seulement terreuses, n'ont
rien de nuisible à la santé ; mais celles dans lesquelles on laisse
pourrir des végétaux sont dangereuses. On ne devrait donc
pas permettre aux habitants des campagnes d'étendre de la
paille, des balles de céréales ou d'autres débris du même genre
sur la voie publique et autour des habitations.

Par ce qui s'est passé à la voirie de Montfaucon et dans les
campagnes voisines, où le choléra s'est peu montré en 1832,
on est autorisé à croire que les matières fécales et les fumiers
qui ne croupissent pas dans l'eau, n'ont pas d'influence sur le
développement du choléra. Ce serait donc causer aux agricul-
teurs des peines et des embarras inutiles, que de les forcer à
enlever ces fumiers en cas d'invasion ; il suffit de faire écouler
les eaux qui séjournent à l'entour. D'ailleurs, s'ils pouvaient
être nuisibles par leur présence, ils le seraient bien plus encore
lorsqu'on les remuerait pour les transporter dans la campagne ;
car ils produiraient beaucoup plus d'émanations.

Par cette dernière raison, lorsque l'épidémie serait déclarée
ou imminente, il ne serait pas prudent de curer ni de dessé-
cher les marais, ruisseaux, fossés et égouts remplis de boue ;
mais, à toute époque, on pourrait les combler en entier, ou
seulement en remblayer les bords les plus marécageux.

Si la nature semble susciter à la vie de l'homme des ennemis de toute espèce, on peut dire que l'homme lui-même en fournit encore de plus puissants et de plus nombreux. Tous ses senti- ments, toutes ses actions influent plus ou moins sur sa santé. Tous les excès, au moral comme au physique, en plus comme en moins, entravent, affaiblissent, paralysent son énergie vitale, et peuvent lui enlever rapidement, instantanément, la force de résister aux principes d'infection ou de contagion.

Qui oserait en douter quand on apprend que partout l'épi- démie indienne a fait une guerre à mort aux libertins, et que l'incontinence, que l'intempérance, que tous les genres de dé- bauche ont été très-souvent punis, en moins de trois jours, par une attaque de choléra foudroyant ; quand on a vu les hôpitaux de Paris, de Berlin et de plusieurs villes d'Allemagne recevoir toujours un plus grand nombre de cholériques dans les pre- miers jours de chaque semaine, plus grand nombre qui était dû évidemment aux excès du dimanche et du lundi ?

Il ne faut donc pas abuser, même des bonnes choses ; mais il faut aussi se garder de l'excès contraire. Si l'abus énerve, les privations affaiblissent, et le résultat est le même. Donc, pour se préserver des épidémies régnantes, on évitera le jeûne, les veilles prolongées, les travaux excessifs, toutes les grandes fa- tigues, même celles de l'esprit. Les passions tristes, les chagrins violents ; la colère et la frayeur, tout en troublant le moral de l'homme, amènent aussi du désordre dans ses fonctions phy- siques, principalement dans celles de la digestion, et, de ce désordre à une maladie, la distance est souvent nulle. Cependant, hâtons-nous d'ajouter qu'on a beaucoup exagéré l'influence de la peur du choléra comme cause de cette affection. Un auteur a dit quelque part, avec raison, que bien des gens qui avaient une grande peur du mal, en ont été quittes pour le mal de la peur.

Les extrêmes du froid et du chaud sont également pernicieux : un long froid affaiblit la vie en la ralentissant, et le chaud pro- longé l'épuise, en lui donnant trop d'activité. On doit s'habiller plus ou moins chaudement, selon la température et selon ses habitudes. Il faut plutôt un peu plus de chaleur qu'un excès contraire ; il en faut davantage aux enfants, aux vieillards et à l'homme en repos ; mais il serait aussi dangereux de se morfondre dans la laine en été, que de grelotter en hiver sous des habits trop légers. Les ceintures de laine, qu'on a beaucoup conseillées, peuvent être utiles ; cependant il ne faudrait pas compter trop fortement sur leur vertu préservative : elle est bien restreinte.

L'impression prolongée du froid, principalement sur les pieds, favoriserait sans doute l'invasion du choléra ; mais une trop grande chaleur dans les appartements habités serait beaucoup plus propre à aider au développement de cette maladie. Elle serait meurtrière autour d'un cholérique : car, tout en l'asphyxiant par la raréfaction de l'air, elle donnerait une énorme puissance aux éléments de contagion ou d'infection que le malade pourrait mettre en jeu. On ne doit donc pas trouver étonnant que la fièvre typhoïde fasse quelquefois en hiver de si grands ravages dans les campagnes, lorsqu'on sait que souvent deux ou trois moribonds sont enfermés, avec un nombre plus ou moins grand de personnes encore saines, dans une chambre chauffée par un poêle toujours rouge et toujours couvert de marmites qui poussent des nuées de vapeurs.

On peut user de toutes les bonnes choses, mais il ne faut abuser de rien : voilà ce que j'ai à peu près dit en général, et ce que je dois répéter en ce qui concerne l'alimentation.

Quant au choix des aliments, il n'y a rien d'absolu, rien qu'on puisse recommander ou défendre à tout le monde, sans exception. Il faut tenir compte des habitudes, des goûts, des tempéraments, des idiosyncrasies, et même des fortunes.

Si, pendant une épidémie de choléra, on donnait au pauvre la nourriture du riche, et à celui-ci celle du pauvre, on rendrait un mauvais service à tous les deux.

Les aliments les plus nuisibles seraient ceux qu'on prendrait avec dégoût ; mais il ne s'ensuit pas que ceux qui flattent le plus notre sensualité soient toujours les meilleurs : car l'estomac a aussi des prédilections et des répugnances qui diffèrent quelquefois de celles de la bouche, et dont il faut tenir grand compte, quand on les connaît.

Ajoutons, comme règle générale, qu'en temps de choléra, nous devons bien nous garder de toucher aux aliments et aux boissons qui nous donnent facilement des renvois, des aigreurs et de la diarrhée. Il faut aussi se défier des mets qu'on aime le plus, parce qu'on en mange souvent trop.

Je dois ici rassurer un peu nos horticulteurs sur le sort de leurs fruits et de leurs légumes, tels que prunes, poires, fraises, melons, raisins, salades : l'anathème que des raisonnements purement théoriques avaient lancé contre ces substances alimentaires, à l'époque de la première invasion cholérique, n'a pas été sanctionné par l'expérience. Sans doute, les personnes qui les digèrent mal, les vieillards, les individus sujets aux maux d'estomac, aux aigreurs ou aux cours de ventre, doivent s'en abstenir, ou n'en faire qu'un usage bien restreint. Mais, pris avec modération, ils ne dérangeront nullement les estomacs chauds, comme ceux des jeunes gens et de la plupart des adultes.

Les pommes de terre, le lait, les laitages forment une nourriture saine, qui ne pourrait nuire qu'à ceux qui n'y seraient pas habitués. Mais les fromages sont excitants et un peu lourds : ils ne conviennent pas à des organes digestifs délicats ou irritables.

Les œufs peuvent être permis et même recommandés à presque tout le monde, pourvu qu'ils ne soient pas cuits durs ; car alors le blanc se digère très-lentement.

L'usage modéré des viandes salées ne nuira pas, surtout chez les personnes qui en mangent habituellement; mais il faut s'abstenir de lard trop rance, ainsi que de saucisses vieilles et avariées, qui ont quelquefois causé des accidents graves.

Les personnes qui peuvent choisir leur nourriture feront bien de la prendre en partie, mais en partie seulement, dans les viandes toniques, telles que le bœuf, le mouton, le canard, le vieux poulet, le gibier. Les chairs des jeunes animaux , comme le veau , l'agneau , le cochon de lait , sont bien moins nourrissantes ; sans paraître fatiguer beaucoup l'estomac , elles se digèrent souvent mal , et alors elles relâchent trop le ventre. Elles peuvent faire partie de l'alimentation des hommes sanguins , bien nourris et à vie sédentaire ; mais il en faut peu aux vieillards , aux enfants lymphatiques , et aux adultes dont le corps fatigue beaucoup.

Les poissons de nos rivières sont fortifiants et de digestion assez facile ; mais il faut en général se défier de leurs œufs, principalement de ceux de barbeau , qui causent quelquefois des accidents d'empoisonnement.

Il n'y a aucune boisson qui doive être absolument prescrite ou défendue. En ceci encore , il ne faut pas sortir de ses habitudes ni de ses goûts , et ne pas prendre ce dont on se trouve habituellement mal. Ceux qui faisaient usage des liqueurs fortes pourront le faire encore, mais avec grande modération. Il vaudrait mieux y renoncer que d'en prendre avec excès.

L'eau pure et fraîche n'a certainement rien de nuisible ; elle convient surtout aux personnes sanguines ou irritables et sujettes aux attaques de nerfs ; mais, prise très-froide et en abondance, pendant les grandes chaleurs, elle serait meurtrière ; elle tuerait surtout après un repas copieux. On doit en dire autant des glaces prises en pareilles circonstances.

Pendant une épidémie, on recommande presque toujours , principalement aux personnes qui visitent les malades , de ne pas sortir de chez elles sans avoir pris un peu de nourriture ou quelque breuvage. Ce précepte n'est pas toujours bon : ceux qui ne sont pas accoutumés à prendre des aliments ou des boissons le matin , devront encore s'en abstenir pendant le règne du choléra.

Dans un bon nombre de localités, il y a des religieuses qui tiennent les classes de filles et qui, en même temps, donnent des soins aux malades pauvres. Ces dames rendent certainement de très-grands services à la société, et l'on ne peut trop louer leur zèle désintéressé ; mais , toutes les fois qu'elles se trouvent en face d'une affection grave et soupçonnée contagieuse , les deux genres de fonctions auxquels elles se livrent deviennent incompatibles. En pareils cas , il est prudent que celle qui visite les malades n'entre pas dans l'école , et que celle qui dirige les classes ne s'expose pas à y introduire la contagion. Dans les mêmes circonstances et par les mêmes raisons , les maîtres et les maîtresses d'école en exercice ne doivent pas faire l'office de garde-malade.

Messieurs , souvent on n'obtient rien quand on demande trop ; et , par cette raison , je manquerais mon but si je pénétrais plus avant dans ces questions inépuisables de l'hygiène. Les conseils que je viens de donner seront bien suffisants si on les croit utiles et si l'on s'y conforme. Mais seront-ils écoutés ? et même parviendront-ils à la connaissance de ceux qui en auraient le plus besoin ? On sait que la classe ouvrière et agricole croit peu aux livres, et qu'elle ne les lit guère ; elle y croit bien moins encore lorsqu'ils lui parlent de changer ses habitudes, quelque mauvaises qu'elles soient : car, bonnes ou mauvaises , ce sont des habitudes , et le peuple ne les abandonne pas facilement.

On voit, par les chemins vicinaux , par la vaccine et par bien d'autres choses , qu'il faut souvent toute la puissance , tout le despotisme des lois, pour forcer les populations à sortir de la routine , à renoncer à des préjugés aveugles, et à donner quelque attention aux améliorations qui les intéressent le plus.

Ici , encore, la loi serait bien utile si elle appliquait des règlements sanitaires plus complets et un peu plus sévères ; mais , seuls , ces règlements seraient vexatoires ou insuffisants.

C'est à vous, Messieurs, c'est à l'autorité morale de tous les bons citoyens, de tous les hommes éclairés , que revient principalement la tâche de faire pénétrer les bienfaits de l'hygiène chez l'ouvrier, chez l'artisan et chez la plupart de nos laboureurs.

Il y a peu de villages dans lesquels il ne se trouve pas quelques personnes qui, par leur instruction et par leur position sociale, aient un certain ascendant sur leurs concitoyens : qu'elles se servent de cet ascendant pour pousser les familles dans la voie des bonnes habitudes; qu'elles agissent, qu'elles insistent surtout en cas d'épidémie : alors la crainte de la maladie viendra en aide et donnera de la force à leurs avis.

Les chefs d'ateliers, de fabriques, d'usines, dans les établissements desquels se trouvent des logements d'ouvriers, sont libres d'introduire dans ces logements toutes les améliorations, toutes les mesures hygiéniques nécessaires. Eh bien! s'ils le peuvent, ne le doivent-ils pas? Qu'ils le fassent donc, là où ils ne l'ont pas encore fait ; qu'ils formulent des réglements, qu'ils établissent des surveillants pour la propreté, pour l'aération et pour tout ce qui peut intéresser la santé des ouvriers et de leurs familles. Que, pour cela, des visites aient lieu toutes les semaines; que les chefs en fassent eux-mêmes quelquefois, et, par là, ils produiront un bien incalculable; par là, ils feront, eux aussi, du socialisme, mais du socialisme de bon aloi ; par là, ils rendront un noble surcroît de salaire à ces hommes qui prêtent leurs forces, leur industrie, et qui usent souvent leur santé pour la prospérité de l'établissement.

Les médecins aussi ont une large part à réclamer et à prendre dans cette mission de régénération sanitaire. Ils n'ont pas la puissance du maître ; mais, lorsqu'on les voit souffrir si souvent pour soulager les autres, lorsqu'on sait qu'ils s'exposent avec abnégation aux épidémies les plus meurtrières, et qu'ils vont, sur le grabat du pauvre comme sous les riches tentures de l'opulence, affronter la contagion qui peut les atteindre, et qui les met quelquefois au tombeau, on leur reconnaît au moins le pouvoir, l'autorité, l'ascendant de l'homme de bien. Qu'ils s'en servent encore pour le bien, pour le bien que nous indiquons, et ils seront de dignes républicains ; car, chose assez rare par le temps qui court, ils travailleront à une œuvre de bonne fraternité sans arrière-pensée d'intérêt personnel. Quand on a besoin de leurs secours, on est plus disposé à les écouter :

ils peuvent donc sans indiscrétion tout passer en revue dans les appartements des malades ; c'est leur droit ; qu'ils s'en fassent aussi un devoir ; qu'ils contrôlent l'état du lit, la propreté de la chambre, l'air, la température ; c'est le cas, c'est le moment de prêcher l'hygiène, d'exiger même, et de faire exécuter en leur présence.

Pour mener à bonne fin ce noble travail de civilisation, nous trouverons un puissant auxiliaire dans le zèle de MM. les ministres de la religion. Ce zèle, nous pouvons l'invoquer avec confiance, car nous savons qu'il n'est jamais en défaut partout où il y a du bien à faire. Du haut de cette chaire d'où sortent tant de préceptes utiles, même pour le bien-être matériel des peuples, les recommandations d'un pasteur seront souvent plus efficaces que les conseils isolés de la médecine. Qu'ils prêchent quelquefois la propreté : c'est aussi une vertu, car elle tient à cet esprit d'ordre qui a tant d'influence sur la conduite morale de l'homme.

TROISIÈME PARTIE (*).

Du traitement de la cholérine, et des premiers secours à administrer aux personnes atteintes de choléra.

Je l'ai déjà dit, le choléra débute rarement d'une manière brusque : presque toujours il est annoncé par quelques avant-coureurs. Ces avant-coureurs, ou prodromes, dont la durée varie entre deux et quinze jours, sont quelquefois assez légers pour qu'on n'y prête aucune attention. C'est une simple diminution de l'appétit, un peu de courbature, de fatigue, un malaise indéfinissable, avec ou sans pesanteur de tête : ce n'est qu'un moyen terme entre l'état de santé et de maladie. Mais, dans la

(*) Cette troisième partie est, à peu de chose près, la reproduction d'un petit Mémoire publié dernièrement au nom des médecins de l'arrondissement de Lure, et imprimé aux frais de la sous-préfecture.

très-grande majorité des cas, l'indisposition est plus évidente : les fonctions digestives sont dérangées ; il y a du dévoiement, des coliques plus ou moins vives ; quelques personnes ont des envies de vomir et même des vomissements ; alors il n'est pas rare qu'elles éprouvent aussi de légères crampes aux extrémités inférieures. Dans ce cas, le mal indien n'est pas loin, car déjà il existe ; car cet état morbide est plus que l'avant-coureur : c'est le premier degré du choléra, c'est le choléra même dans sa plus simple expression.

Mais, faible ou forte, la cholérine est un avertissement, une bonne fortune, dont il faut tâcher de profiter. En la soignant bien et promptement, on échappera au danger.

Pour cela, on renoncera au vin, à l'eau-de-vie, et à toute autre liqueur forte. On se soumettra à une abstinence d'autant plus grande, que le mal sera plus sérieux. Alors il sera prudent de ne prendre pour toute nourriture que de petites quantités de bouillon de grenouilles, ou de poule, ou d'eau de riz, ou bien des blancs d'œufs crus, battus fortement dans l'eau sucrée fraîche, au nombre de six pour un demi-litre d'eau, à prendre par quarts de verre dans les vingt-quatre heures.

On prendra aussi, à titre de boissons, quelques demi-verres d'infusion de menthe, ou de camomille, ou de mélisse, ou de tilleul. On se tiendra bien chaudement, surtout du côté des pieds.

En cas de diarrhée, avec ou sans coliques, on avalera une pilule de 3 centigrammes d'extrait gommeux d'opium, matin et soir, ou bien on remplacera chaque pilule par un demi-verre d'eau sucrée dans lequel on aura mis dix à douze gouttes de laudanum de Sydenham et deux cuillerées à café d'eau de fleurs d'oranger. Pour un enfant de douze à quinze mois, une cuillerée à café de sirop de pavots, matin et soir, serait plus convenable.

Si, après cela, l'amélioration n'arrivait pas promptement, il faudrait recourir à l'ipécacuanha. On en prendrait 50 centi- grammes par verre d'eau, tous les quarts d'heure, jusqu'au vomissement, qui arrive ordinairement après le deuxième ou après le troisième verre. Si la cholérine était intense dès le début, si même elle l'était assez pour faire craindre un vrai choléra, c'est par le vomitif qu'il faudrait commencer le traitement. En tout cas, il serait bon de recourir aux conseils de son médecin le plus tôt possible.

Le choléra réel, confirmé, se reconnaîtra aux symptômes suivants : il y a grand abattement, diarrhée plus ou moins abondante, puis bientôt des vomissements ; et les matières ainsi rendues par haut et par bas, d'abord assez souvent verdâtres, finissent, dans la plupart des cas, par devenir blanchâtres comme de l'eau de riz bien concentrée, tandis que, chez quelques malades, elles prennent une teinte brune plus ou moins foncée. En même temps, surviennent des coliques ainsi que des crampes très-douloureuses ; et ces dernières, d'abord plus fréquentes aux mollets, peuvent se montrer ensuite dans toutes les parties du corps. Si le mal augmente, la peau se refroidit, les yeux s'enfoncent, les pieds, les mains et la figure se colorent en bleu, la voix s'affaiblit, et le malade, plongé dans l'assoupissement, ne se réveille que pour jeter quelques faibles cris arrachés par les crampes les plus douloureuses.

Tels sont les principaux symptômes de la première période d'un cas un peu grave de choléra ; c'est la période la plus meurtrière, la seule dont il soit utile de parler ici. Le reste regarde le médecin qui aura dû être appelé : car, la première chose à faire, ce sera d'en demander un. Mais, en attendant, comme il n'y a pas de temps à perdre, on donnera au malade les soins que je vais indiquer.

On le fera coucher dans un lit chaud, et on le couvrira plus qu'à l'ordinaire.

Sans le découvrir et sans trop le fatiguer, on lui frottera les jambes, les cuisses, les bras et la poitrine, avec des étoffes de laine chauffées : de la flanelle, du drap, du droguet, etc. etc.; les plus rudes seront même les meilleures.

On préparera un bain de pieds, dans lequel on mettra 5 ou 6 bonnes poignées de sel. Ce bain sera maintenu aussi chaud que le malade pourra le supporter, et il devra être assez grand pour monter au moins jusqu'au milieu des mollets.

Le malade, bien enveloppé, assis sur le bord ou couché en travers de son lit, restera les pieds dans ce bain environ 25 minutes, et, pendant tout ce temps, on lui frottera les jambes sans les faire sortir de l'eau.

Lorsqu'on l'aura recouché, on maintiendra la chaleur autour de lui, en mettant, près des reins et des jambes, trois ou quatre cruchons remplis d'eau bouillante, ou bien des pierres épaisses chauffées modérément et entourées de linge (*).

La chambre sera maintenue à une température douce (environ 17 degrés centigr.). On y laissera entrer souvent l'air du dehors, en ouvrant une porte ou une fenêtre, et, en même temps, on fera un peu plus de feu, si la saison l'exige. On aura bien soin d'éloigner les enfants, les visiteurs et toutes les personnes inutiles.

On tiendra partout, dans la chambre et principalement dans le lit, une propreté aussi grande que possible, et l'on emportera promptement hors de la maison les matières rendues par les selles et par les vomissements. Pour enlever à ces matières tout élément d'infection, il serait bon de jeter dans les vases destinés à les recevoir, quelques pincées de chlorure de chaux.

Des draps pliés en plusieurs doubles seraient placés sous le siége des malades qui auraient des selles involontaires ou qui seraient trop faibles pour être dérangés, et ces draps, dans les plis desquels on pourrait répandre aussi quelques pincées de chlorure de chaux, seraient changés aussi souvent que la provision de linge de la maison pourrait le permettre.

On ne donnera aucune nourriture, pas même le plus léger bouillon.

Pour boisson, on fera prendre de l'infusion un peu chaude,

(*) Ces pierres chauffées produiraient des bains de vapeur très-énergiques et très-utiles dans le choléra, si, avant de les placer dans le lit, on les entourait de plusieurs doubles de linge *mouillé* et *à moitié* épuré.

préparée avec une des substances suivantes. Une seule suffira.
On se servira donc de celle qu'on pourra avoir sous la main.

(Pour un litre d'eau).

Feuilles de menthe poivrée, le tiers d'une poignée.
Feuilles de mélisse, une demi-poignée.
Feuilles de sauge, une demi-poignée.
Fleurs de tilleul, une demi-poignée.
Fleurs de camomille, 25 à 30 têtes.
Fleurs de sureau, une cuillerée à soupe à moité comble.
Thé vert ou noir, une cuillerée à soupe à moitié comble.

Comme on le voit, la dose de chaque substance est marquée
pour un litre d'infusion.

On versera donc un litre d'eau bouillante sur une de ces
doses; on y ajoutera un peu de sucre; on laissera le tout couvert pendant dix minutes, puis on passera l'infusion, et l'on en
donnera par demi-verre, plus ou moins souvent, selon la soif
du malade.

Si ces liquides augmentaient les vomissements, si le malade
les prenait avec répugnance et réclamait des boissons froides,
il faudrait changer en tout ou en partie. Alors on ferait avaler
de temps en temps de petits morceaux de glace, ou, à défaut
de celle-ci, de l'eau pure et froide, par demi-verre.

Un verre d'eau sucrée, avec 30 gouttes de laudanum et 12
gouttes d'ammoniaque liquide (alcali volatil), pourrait être
aussi administré par cuillerées, dans l'espace de deux heures.

Si, malgré tous ces moyens, la maladie s'aggravait, et que
le médecin n'arrivât pas, on aurait recours aux sinapismes,
qu'on appliquerait d'abord sur le dedans des cuisses, ensuite
sous les mollets, et même sur le ventre.

On préparerait ces sinapismes en faisant une pâte avec de la
farine de moutarde et de l'eau un peu tiède (de l'eau trop chaude
ne vaudrait rien). On étendrait cette pâte sur un linge de la
largeur de deux bonnes mains, et on l'appliquerait de suite sur
la peau.

Faisons observer que, pour cette maladie, on ne doit jamais laisser la moutarde moins d'une demi-heure à la même place ; le plus souvent même il faudra la laisser environ deux heures. En général, on l'ôtera d'autant plus tard que les malades auront la peau plus froide et qu'ils seront plus âgés.

Faisons observer aussi que la farine de moutarde réduite en pâte avec l'eau tiède doit donner une vapeur invisible qui pique le nez et les yeux, et que celle qui n'agirait pas ainsi devrait être rejetée : car elle serait avariée ou falsifiée, et ne produirait pas d'effet.

Faute de sinapismes, on pourrait faire, sur les jambes, sur les cuisses et sur le ventre, des frictions avec un liniment volatil. Ce liniment serait composé d'une partie d'ammoniaque liquide et de trois, quatre ou cinq parties d'huile ; moins il y aurait d'huile, plus il serait fort. On l'agiterait bien dans la bouteille avant de s'en servir ; puis on en verserait sur un petit morceau d'étoffe de laine pour frictionner. Ces frictions dureraient dix minutes et pourraient être renouvelées toutes les demi-heures, à deux ou trois reprises.

On peut employer encore bien d'autres moyens, surtout les médicaments proprement dits ; mais ils doivent être variés selon bien des circonstances que le médecin seul peut apprécier : c'est donc à lui, à lui seul, qu'il faudra s'en rapporter lorsqu'on aura sa visite.

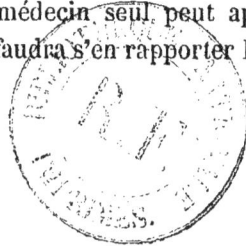

VESOUL, IMP. DE L. SUCHAUX.

.

www.ingramcontent.com/pod-product-compliance
Lightning Source LLC
Chambersburg PA
CBHW071428200326
41520CB00014B/3611